# BEI GRIN MACHT SICH IHR WISSEN BEZAHLT

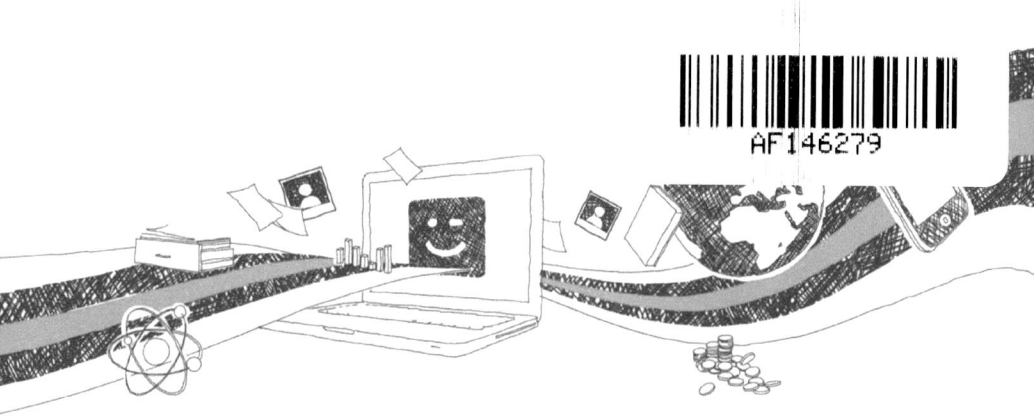

AF146279

- Wir veröffentlichen Ihre Hausarbeit, Bachelor- und Masterarbeit

- Ihr eigenes eBook und Buch - weltweit in allen wichtigen Shops

- Verdienen Sie an jedem Verkauf

## Jetzt bei www.GRIN.com hochladen und kostenlos publizieren

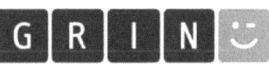

**Bibliografische Information der Deutschen Nationalbibliothek:**

Die Deutsche Bibliothek verzeichnet diese Publikation in der Deutschen National-bibliografie; detaillierte bibliografische Daten sind im Internet über http://dnb.d-nb.de/ abrufbar.

**Impressum:**

Copyright © 2019 GRIN Verlag
Druck und Bindung: Books on Demand GmbH, Norderstedt Germany
ISBN: 9783668998322

**Dieses Buch bei GRIN:**

https://www.grin.com/document/494119

Nicole Schwerdt

# Der intraossäre Zugang. Praxisanleitung mittels der Teleflex®-Vidacare®-Arrow®-EZ-IO®

GRIN Verlag

**GRIN - Your knowledge has value**

Der GRIN Verlag publiziert seit 1998 wissenschaftliche Arbeiten von Studenten, Hochschullehrern und anderen Akademikern als eBook und gedrucktes Buch. Die Verlagswebsite www.grin.com ist die ideale Plattform zur Veröffentlichung von Hausarbeiten, Abschlussarbeiten, wissenschaftlichen Aufsätzen, Dissertationen und Fachbüchern.

**Besuchen Sie uns im Internet:**

http://www.grin.com/

http://www.facebook.com/grincom

http://www.twitter.com/grin_com

# DER INTRAOSSÄRE ZUGANG

Praxisanleitung zur Anlage eines intraössären Zugangs

mittels der Teleflex®-Vidacare®-Arrow®-EZ-IO®

Schwerdt, Nicole

**26. März 2019**

# Inhaltsverzeichnis

Seit 2014 ist der Notfallsanitäter die höchste nichtärztliche Qualifikation im Rettungsdienst.

„Die Ausbildung zur Notfallsanitäterin oder zum Notfallsanitäter soll entsprechend dem allgemein anerkannten Stand rettungsdienstlicher, medizinischer und weiterer bezugswissenschaftlicher Erkenntnisse fachliche, personale, soziale und methodische Kompetenzen zur eigenverantwortlichen Durchführung und teamorientierten Mitwirkung insbesondere bei der notfallmedizinischen Versorgung und dem Transport von Patientinnen und Patienten vermitteln." (NotSanG, § 4 Abs. 1)

Gemäß dem Gesetz über den Beruf der Notfallsanitäterin und des Notfallsanitäters § 5 Absatz 3 Satz 3 (NotSanG) sowie der Ausbildungs- und Prüfungsverordnung für Notfallsanitäterinnen und Notfallsanitäter § 3 Absatz 1 bis 3 (NotSan-APrV) wird für die praktische Ausbildung an Lehrrettungswachen eine berufspädagogische Zusatzqualifikation gefordert. (vgl. ebd.)

Ebenso sind im § 3 Absatz 1 der Ausbildungs- und Prüfungsverordnung für Notfallsanitäterinnen und Notfallsanitäter (NotSan-APrV) die Voraussetzungen zur Weiterbildung zum Praxisanleiter beschrieben. So muss ein angehender Praxisanleiter die Berufsbezeichnung ‚Notfallsanitäter' führen und über mindestens zwei Jahre Berufserfahrung verfügen. (vgl. ebd.)

Des Weiteren sind in der Anlage 6 ‚Curriculum für die Weiterbildung zur Praxisanleitung (Lehrrettungswache)' der Ausführungsbestimmungen zur Notfallsanitäter-Ausbildung in NRW – Teil I (neu) die Ausbildungsziele für einen Praxisanleiter detailliert beschrieben. (vgl. ebd.)

Dem Praxisanleiter kommt in der praktischen Ausbildung eine entscheidende Bedeutung zu. So ist er dafür verantwortlich die Qualität der rettungsdienstlichen Versorgung sicher zu stellen.

Im Rahmen der 200-stündigen Weiterbildung zum Praxisanleiter gemäß Anlage 6 ,Curriculum für die Weiterbildung zur Praxisanleitung (Lehrrettungswache)' der Ausführungsbestimmungen zur Notfallsanitäter-Ausbildung in NRW – Teil I (neu) wird eine praktische Prüfung mit Planung, Durchführung und Evaluation einer Anleitungssituation gefordert. (vgl. ebd.)

Die folgende Ausarbeitung beschäftigt sich mit der Planung, Durchführung und Evaluation einer Praxisanleitung eines Auszubildenden zum Notfallsanitäter in der 3-jährigen Ausbildung innerhalb des Rettungswacheneinsatzes an einer Lehrrettungswache.

# 1 Analyse der Rahmenbedingungen

Eine wichtige und unumgängliche Voraussetzung für die Planung, Durchführung und Reflexion einer Praxisanleitung ist eine umfangreiche Analyse der Rahmenbedingungen. Als Rahmenbedingungen sind vor allem die Einrichtung, der Praxisanleiter und der Auszubildende selbst zu analysieren. So kann unter Berücksichtigung aller vorgefundenen Rahmenbedingungen die Praxisanleitung entsprechend angepasst und durchgeführt werden.

## 1.1 Einrichtungsanalyse

Der Rettungswacheneinsatz des Auszubildenden erfolgt an der Feuer- und Rettungswache der Stadt Altena, Bachstraße 59, 58762 Altena (Märkischer Kreis).

An der Feuer- und Rettungswache werden drei Rettungsmittel der Notfallrettung im Regelrettungsdienst vorgehalten. Diese sind im Einzelnen zwei Rettungswagen und ein Notarzteinsatzfahrzeug, welche weitestgehend durch Angestellte im Rettungsdienst mit unterschiedlichen Ausbildungsständen besetzt werden.

Ein Schulungsraum mit angegliedertem Lager, welches umfangreiches Schulungsmaterial beinhaltet, steht zur Verfügung. Nicht vorhandene Schulungsmaterialien können gegebenenfalls aus dem Rettungsdienstmateriallager herangezogen werden. Im Medikamentenlager steht für Schulungszwecke eine gesonderte Kiste mit Medikamenten, die das Verfalldatum überschritten haben und entsprechend gekennzeichnet sind.

Zusätzlich ist im gesonderten Bürotrakt der Feuer- und Rettungswache ein ruhiger Besprechungsraum vorhanden, welcher für Einführungs-, Zwischen- und Abschlussgespräche der einzelnen Rettungswachenpraktika verwendet werden kann. Ebenso kann dieser selbstverständlich auch für Lehrgespräche, Einweisungen nach dem Medizinproduktegesetz, Schulungen oder als ruhiger Lernrückzugsort durch den Auszubildenden genutzt werden.

Ebenso kann jederzeit im Rettungsdienst-Büro ein Computer mit Internetzugang, bei Bedarf auch ein Notebook, diverse Ordner mit Standardarbeitsanweisungen, Fortbildungsunterlagen, Verfahrensanweisungen und Bedienungsanleitungen sowie Fachbücher zu Recherchezwecken genutzt werden.

Außerdem stehen dem Auszubildenden neben dem zugewiesenen Praxisanleiter noch weitere Praxisanleiter, die Mitarbeiter des Rettungsdienstes sowie die Feuerwehrbeamten als Ansprechpartner zur Verfügung.

Um Verwirrungen durch unterschiedliche Lehraussagen zu vermeiden sollte dem Auszubildenden eine kleine Auswahl an Ansprechpartnern für fachliche Fragen benannt werden. Hier sollten vorwiegend die Kollegen benannt werden, die ebenfalls Praxisanleiter sind oder die Ausbildung zum Notfallsanitäter an derselben Rettungsdienstschule absolviert haben.

## 1.2 Eigenanalyse

Mein Name ist Nicole Schwerdt, ich bin 35 Jahre alt und Notfallsanitäterin sowie angehende Praxisanleiterin. Seit April 2018 bin ich Angestellte im Rettungsdienst der Stadt Altena (Märkischer Kreis).

Im Jahr 2007 bin ich in die Freiwillige Feuerwehr den Stadt Ennepetal eingetreten. Hierdurch kam ich sowohl durch Schulungen, Lehrgänge als auch durch zahlreiche Einsätze mit dem Rettungsdienst in Berührung.

Meine erste rettungsdienstliche Ausbildung begann ich 2009 an der ResQuality in Essen. Hier absolvierte ich die Ausbildung zur Rettungssanitäterin und direkt folgend die Ausbildung zur Rettungsassistentin. Im Jahr 2010 startete ich mein Anerkennungsjahr bei der Berufsfeuerwehr Iserlohn. Anschließend sammelte ich bei MedCareProfessional Rettungsdienst GmbH Erfahrungen im Intensivtransport und Auslandsrückholdienst.

Im Jahr 2012 wechselte ich in den Regelrettungsdienst bei der Feuerwehr der Stadt Wermelskirchen (Rheinisch-Bergischer-Kreis). Die Weiterbildung zur Notfallsanitäterin absolvierte ich im November 2017 in Form eines EP1-Kurses am Notfallpädagogischen Institut in Essen.

Seit November 2018 darf ich mich nach der Absolvierung eines mehrtätigen Lehrganges am Studieninstitut Westfalen-Lippe in Bielefeld zusätzlich zertifizierte Trauma-Managerin nennen.

Im Rahmen meiner mehrjährigen Berufserfahrung habe ich bereits in Zusammenarbeit mit einem Lehrrettungsassistenten zahlreiche Schüler-, Rettungshelfer- und Rettungs-sanitäterpraktikanten im Rettungswachenpraktikum begleitet.

## 1.3 Auszubildendenanalyse

Der Auszubildende befindet sich im 2. Lehrjahr der 3-jährigen Notfallsanitäterausbildung. Im Rahmen der Ausbildung hat der Auszubildende bereits fünf schulische Theorieblöcke, zwei Klinikeinsätze sowie drei Rettungswacheneinsätze absolviert und befindet sich gemäß dem Ausbildungsplan der Akademie Gesundheitswirtschaft und Senioren des Oberbergischen Kreises (AGewiS) im vierten Rettungswacheneinsatz.

Der Auszubildende ist gegebenenfalls bereits vor dem Beginn seiner Ausbildung im Rettungsdienst als Rettungshelfer oder Rettungssanitäter tätig gewesen. Grundsätzlich sind aber innerhalb des ersten Lehrjahres der Ausbildung zum Notfallsanitäter bereits alle für Rettungssanitäter relevanten Lerninhalte vermittelt worden. Insoweit der Auszubildende nicht bereits Rettungssanitäter war, so hat er im Rahmen der Ausbildung im ersten Ausbildungsjahr die Prüfung zum Rettungssanitäter ablegt. Somit sind die vorausgesetzten Kenntnisse für Rettungssanitäter als gegeben vorauszusetzen.

Der Auszubildende hat in Bezug auf die geplante Praxisanleitung die folgenden, notwendigen Vorkenntnisse durch Unterrichte in der Schule sowie durch Krankenhaus- und Rettungswacheneinsätze bereits erlangt und kann diese sicher anwenden:

- Anatomie und Physiologie
- Rechtsgrundlagen
- Hygiene im Rettungsdienst
- Umgang mit sterilen Materialien
- Pharmakologie
- Applikationsarten und -wege
- Intravenöse Zugänge
- Umgang mit Infusionssystemen

Die theoretischen Grundlagen des intraossären Zugangs wurden bereits in der Schule in Form eines Unterrichts vermittelt. Ebenfalls wurde im Unterricht eine erste Übung an einem Übungsknochen (Phantom) durchgeführt.

## 2 Thema und Konzept der Anleitungssituation

In den folgenden Unterkapiteln wird erläutert, welches Thema für die Praxisanleitung gewählt wurde und der Hintergrund für die Auswahl des Themas beleuchtet. Ebenso wird das zugrunde liegende pädagogische Konzept beschrieben.

### 2.1 Thema

Die folgende Praxisanleitung beschäftigt sich mit dem Thema 'Anlage eines intraossären Zugangs mittels der Teleflex®-Vidacare®-Arrow®-EZ-IO'.

### 2.2 Begründung der Wahl des Themas

Die Wahl des Themas stützt sich auf die in den Ausführungsbestimmungen zur Notfallsanitäter-Ausbildung in NRW – Teil I (neu) und in der zugehörigen Anlage 2 geforderten Nachweise der praktischen Maßnahme 'intraossärer Zugang'. (vgl. ebd., S. 1)

Die geforderten Nachweise sind im persönlichen Praxisbegleitheft – Ausbildungsnachweise für die praktische Ausbildung von Notfallsanitäterinnen und Notfallsanitätern bei Feuerwehren in Nordrhein-Westfalen – Version 1.0 des Auszubildenden zu dokumentieren. (vgl. ebd.; S. 106)

Zusätzlich ist das Thema im Rahmenlehrplan - Ausbildung zum Notfallsanitäter / Notfallsanitäterin in Nordrhein-Westfalen unter dem Lernfeld 5 'Bei Notfalleinsätzen assistieren und erweiterte notfallmedizinische Maßnahmen durchführen' eingeordnet. Das Lernfeld 5 ist dem 2. Ausbildungsjahr zugeordnet und beinhaltet den Unterpunkt 'Medikamentöse Therapie' in dem wiederum die intravasale Applikation eingegliedert ist. (vgl. ebd., S. 19)

Weiterhin wird der intraossäre Zugang in den Behandlungspfaden und Standardarbeitsanweisungen im Rettungsdienst – Landesverbände der Ärztlichen Leitungen Rettungsdienst – Stand Oktober 2018 als invasive Maßnahme vom Notfallsanitäter gefordert. (vgl. ebd., S. 18)

## 2.3 Pädagogisches Konzept

In der unter Punkt 7 ‚Ausbildungsinhalte und Lernangebote für die Einsatzbereiche' implementierte Tabelle zur Dokumentation der vermittelten Ausbildungsinhalte des Praxisbegleitheftes – Ausbildungsnachweise für die praktische Ausbildung von Notfallsanitäterinnen und Notfallsanitätern bei Feuerwehren in Nordrhein-Westfalen – Version 1.0 findet bereits die Untergliederung in ‚Theorie – gesehen – geübt – beherrscht' statt. (vgl. ebd. S. 37 ff)

Diese Untergliederung kann am besten in die Vier-Stufen-Methode der Unterweisung, welche wiederum in die vier Phasen ‚Vorbereitung – Vormachen mit Erklären – Nachmachen – selbstständig anwenden' unterteilt ist, eingeordnet werden.

Ordnet man die Phasen der Vier-Stufen-Methode den unterschiedlichen Lerntypen zu, so kann der skriptische Lerntyp in der Vorbereitung durch das Lesen von Informationen, der visuelle sowie der auditive Lerntyp im Vormachen unter Erklärung und der haptische Lerntyp durch Nachmachen seinen größten Benefit erlangen.

*„Ich höre und vergesse. Ich sehe und erinnere. Ich tue und verstehe."*

*Konfuzius (551-479 v.Chr.),*

*chinesischer Philosoph*

## Behaltensquote von Informationen

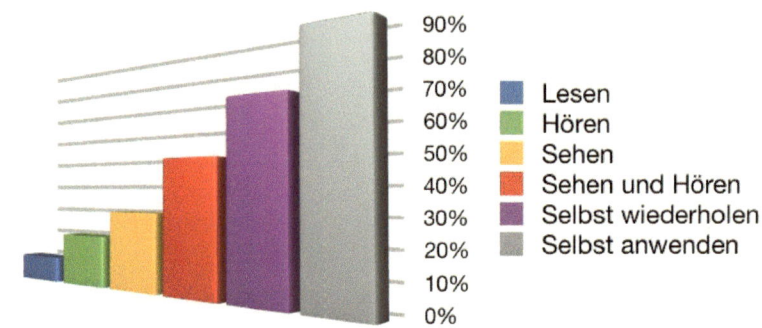

Abb. 2: Behaltensquote von Informationen

Auch in der Hinsicht auf die Behaltensquote von Informationen, sind durch das selbst Wiederholen und selbst Anwenden die höchst möglichen Lernerfolge zu erwarten.

Da ich einen besonderen Wert auf die bereits oben erwähnte Behaltensquote legen möchte, wird die folgende Praxisanleitung in Form der Vier-Stufen-Methode aufgebaut und durchgeführt werden.

In den folgenden Unterkapiteln werden die Teilvorgänge für die Umsetzung der Praxisanleitung von der Planung über die Vorbereitung sowie die Durchführung bis zur Reflexion erläutert und beschrieben.

## 3.1   Planung

Die Praxisanleitung ‚Anlage eines intraössären Zugangs mittels der Teleflex®-Vidacare®-Arrow®-EZ-IO' soll gemäß dem Rahmenlehrplan - Ausbildung zum Notfallsanitäter / Notfallsanitäterin in Nordrhein-Westfalen erwähnt unter Lernfeld 5 ‚Bei Notfalleinsätzen assistieren und erweiterte notfallmedizinische Maßnahmen durchführen' geplant und durchgeführt werden.

Als Vorbereitung für die Planung zur Durchführung wurde durch den Praxisanleiter sowohl die entsprechenden Kapitel des Lehrbuches 'Notfallsanitäter heute', die ‚Behandlungspfade und Standardarbeitsanweisungen im Rettungsdienst', als auch die Vidacare Produktbroschüre ‚Innovationen für den Intraossärraum' als auch die Teleflex Kurzanleitung ‚Arrow EZ-IO - Der intraossäre Zugang' gelesen und miteinander abgeglichen, um eine Verwirrung des Auszubildenden durch unterschiedliche Lehrmeinungen zu vermeiden.

Des Weiteren wurde durch den Praxisanleiter die Durchführung einer Anlage eines intraossären Zugangs mittels der Teleflex®-Vidacare®-Arrow®-EZ-IO mehrfach selbstständig unter der Berücksichtigung der ‚Behandlungspfade und Standardarbeitsanweisungen im Rettungsdienst', durchgeführt und alle Handgriffe und Tätigkeiten dokumentiert und zu einer Checkliste zusammengefasst. Diese Checkliste wurde zu einem Reflexionsbogen für die Praxisanleitung durch den Praxisanleiter und den Auszubildenden erweitert. (siehe Anlage)

Durch die mehrfache Durchführung der Anlage eines intraossären Zugangs mittels der Teleflex®-Vidacare®-Arrow®-EZ-IO wurde ebenfalls der zeitliche Rahmen für den praktischen Teil ermittelt. Der zeitliche Rahmen für die theoretische Erarbeitung wurde durch das Lesen der Lehrunterlagen ermittelt und ein Puffer als Sicherheit beigefügt.

Insgesamt wurde ein Zeitrahmen von zwei bis zweieinhalb Stunden für die geplante Praxisanleitung ermittelt, der sich wie folgt zusammensetzt:

- 10 Minuten       Vorgespräch mit Aufgabenerteilung
- 30-60 Minuten    theoretische Vorbereitung durch den Auszubildenden
- 20 Minuten       Fragen klären, vormachen und erklären
- 20 Minuten       Fragen klären, nachmachen
- 10 Minuten       Reflexionsgespräch

und zusätzlich

- 30 Minuten       Puffer

Des Weiteren wurden folgende Lernziele für die gesamten Unterrichts- bzw. Übungseinheiten (10 Einheiten gemäß StAN) zum Thema ‚intraossärer Zugang' definiert:

- Der Auszubildende erkennt die Indikation für die Anlage eines intraossären Zugangs.
- Der Auszubildende kennt die Kontraindikationen und verzichtet beim Vorliegen einer solchen auf die Maßnahme.
- Der Auszubildende kennt die alternativen Applikationswege und -arten und setzt die weniger invasive Maßnahme zuerst ein.
- Der Auszubildende kennt die Gefahren der Maßnahme und informiert den Patienten hierüber adäquat und holt die erforderliche Einwilligung ein.
- Der Auszubildende bereitet die Maßnahme inkl. aller benötigten Materialien selbstständig vor.
- Der Auszubildende kann die Maßnahme medizinisch fachgerecht durchführen.
- Der Auszubildende überprüft das Gelingen der Maßnahme.
- Der Auszubildende ergreift bei Nichtgelingen die erforderlichen Gegenmaßnahmen.

## 3.2 Vorbereitung

Vor der Durchführung der Anleitung müssen organisatorische Absprachen getroffen werden. So muss sowohl der Praxisanleiter als auch der Auszubildende aus dem Alltagsgeschehen der Wache freigestellt werden und ggf. auch vom Einsatzmittel für etwa zweieinhalb Stunden ausgelöst werden. Diese Absprache sollte möglichst einen Dienst früher erfolgen, um eine Vorplanung im Dienstplan durch die Wachabteilungsführung zu ermöglichen.

Zusätzlich sollte ein Schulungsraum für die geplante Anleitung gebucht und freigehalten werden. Ebenfalls müssen alle Schulungsmaterialien - vor allem der Übungs-Koffer und die Übungs-EZ-IO-Tasche inkl. Phantom-Knochen - zur Verfügung stehen und auf Vollständigkeit geprüft und ggf. aufgerüstet werden.

Die Fachliteratur und die Materialien, die dem Auszubildenden für die Vorbereitung zur Verfügung gestellt werden sollen, sollte vollständig sein und bereits im Schulungsraum bereitgelegt werden.

Ebenso sollte Schreibmaterial und das Dokument ‚Checkliste & Reflexionsbogen' in zweifacher Ausfertigung im Schulungsraum bereitgelegt werden. Der Auszubildende sollte vorab über die geplante Anleitung informiert werden und zur Anleitung sein Praxisbegleitheft zwecks Dokumentation mitführen.

## 3.3 Durchführung

Im Rahmen eines etwa 10-minütigen Vorgespräches wird dem Auszubildenden das Thema und der Verlauf der geplanten Anleitungssituation geschildert.

Es handelt sich hierbei um die 1. Übungseinheit zum Thema ‚Anlage eines intraössären Zugangs mittels der Teleflex®-Vidacare®-Arrow®-EZ-IO'. Diese ist für einen bewusstlosen Patienten oder Patienten mit einem Kreislaufstillstand ausgelegt.

Als ersten Teil der Phase ‚Vorbereitung' erhält der Auszubildende eine Vorbereitungsaufgabe als Einzelarbeit. Der Auszubildende soll innerhalb der Informations- und Erkundungsaufgabe Informationen zu Indikation, Kontraindikationen, Alternativen, Risiken, Punktionsstellen, benötigtes Material, Durchführung der Maßnahme, Gegenmaßnahmen sowie sonstige Informationen zum intraossären Zugang zusammentragen. Den erforderlichen zeitlichen Rahmen soll der Auszubildende selbst einschätzen und planen, ein grober Rahmen von 30 Minuten bis zu einer Stunde wird allerdings vorgegeben.

Für die Informations- und Erkundungsaufgabe werden dem Auszubildenden folgende Materialien zur Verfügung gestellt:

- Notfallsanitäter heute (Kapitel 20 Medikamentöse Therapie / 20.1 Applikationsarten und -wege, 20.1.1 Intravasale Applikation, Intraossärer Zugang, S. 414-415)
- Behandlungspfade und Standardarbeitsanweisungen im Rettungsdienst - Landesverbände der Ärztlichen Leitungen Rettungsdienst, Stand Januar 2018 (SAA Nr. 2 i. o.-Zugang (EZ-IO, Cook, BIG), S. 18)
- Vidacare Produktbroschüre ‚Innovationen für den Intraossärraum'
- Teleflex Kurzanleitung ‚Arrow EZ-IO - Der intraossäre Gefäßzugang'
- Übungs-EZ-IO-Tasche

Nach der eigenverantwortlichen Informations- und Erkundungsaufgabe erfolgt der zweite Teil der Phase ‚Vorbereitung'. Dieser wird in Form eines offenen Lehrgesprächs im Schulungsraum unter Zuhilfenahme aller erforderlichen Schulungsmaterialien und dem Dokument ‚Checkliste & Reflexionsbogen – 1. Übungseinheit' stattfinden.

Es werden alle durch den Auszubildenden zusammengetragenen Informationen besprochen, fehlende Informationen zugeführt und offene Fragen geklärt. Zusätzlich werden die Wünsche seitens des Auszubildenden für die folgende praktische Anleitung besprochen, um die Lernmotivation für den nächsten Lernschritt aufrecht zu erhalten.

In der nun folgenden Phase ‚Vormachen mit Erklären' wird dem Auszubildenden unter Berücksichtigung seiner Wünsche die Durchführung der Maßnahme in Teilvorgängen durch den Praxisanleiter vorgemacht und erklärt.

Die unterschiedlichen Teilvorgänge werden bei bekannten Teilvorgängen im Formalisierungsgrad der Tätigkeiten, bei neuen und unbekannten Teilvorgängen im Formalisierungsgrad der Handgriffe erfolgen.

Nach jedem Teilvorgang wird zusätzlich ein Kontrollpunkt gesetzt, der auch bei der praktischen Umsetzung der Maßnahme im Einsatzgeschehen erfolgen sollte. Diese Kontrollpunkte sollte der Auszubildende auch für die nachfolgende Übung übernehmen.

Vor der dritten Phase ‚Nachmachen' werden die während der Phase ‚Vormachen mit Erklären' entstandenen Fragen des Auszubildenden besprochen und Wünsche seitens des Auszubildenden für die folgende Phase ‚Nachmachen' besprochen. Zusätzlich kann der Auszubildende wählen, ob er die Durchführung der Maßnahme unter Anleitung oder selbstständig ohne weitere Hilfe durchführt. Sollte der Auszubildende eine Anleitung wünschen, so soll er den gewünschten Umfang der Hilfestellung benennen, um Unsicherheiten beim Auszubildenden abzubauen und die Lernmotivation aufrecht zu erhalten.

Im Rahmen der dritten Phase ‚Nachmachen' werden ein weiteres Mal die Punkte Indikation, Kontraindikationen, Alternativen, Risiken, Punktionsstellen sowie sonstige Informationen zum intraossären Zugang durch den Praxisanleiter unter Zuhilfenahme des Dokumentes ‚Checkliste & Reflexionsbogen – 1. Übungseinheit' beim Auszubildenden abgefragt beziehungsweise durch den Auszubildenden erläutert.

Anschließend wird der Auszubildende die Maßnahme selbstständig durchführen und seine Teilvorgänge beschreiben. Auch hier wird der Praxisanleiter unter Zuhilfenahme des Dokumentes ‚Checkliste & Reflexionsbogen – 1. Übungseinheit' den Kenntnistand und Fortschritt des Auszubildenden dokumentieren.

## 3.4 Reflexion und Feedback

Nach der Anleitung wird ein Reflexions- und Feedbackgespräch mit dem Auszubildenden durchgeführt. Für dieses Gespräch werden vorab Regeln durch beide Seiten festgelegt. Grundsätzlich sollte der Gesprächsinhalt jedoch in der Ich-Form gehalten, eine klare Formulierung gewählt werden und erst Positives danach Negatives besprochen werden.

Zusätzlich wird dem Auszubildenden das Dokument ‚Checkliste & Beurteilungsbogen – 1. Übungseinheit' ausgehändigt in dem er eine Selbsteinschätzung durchführen kann. Anschließend werden durch den Praxisanleiter die Selbsteinschätzung des Auszubildenden und die Einschätzung des Praxisanleiters miteinander verglichen und mit dem Auszubildenden besprochen beziehungsweise erörtert.

Anschließend soll der Auszubildende dem Praxisanleiter ein Feedback zur Praxisanleitung geben. Der Auszubildende soll aus eigener Sicht erläutern, wie ihm die Praxisanleitung gefallen hat, ob diese ihn weitergebracht hat, was gut oder auch schlecht gelaufen ist, Verbesserungsvorschläge äußern und Wünsche für die nächste Praxisanleitung formulieren.

Abschließend wird der Praxisanleiter dem Auszubildenden unter Berücksichtigung der Wünsche des Auszubildenden die nächste geplante Praxisanleitung erläutern sowie die durchgeführte Praxisanleitung im ‚Praxisbegleitheft' dokumentieren und das Dokument ‚Checkliste & Reflexionsbogen' im Ausbildungsordner abheften.

Die geplante Praxisanleitung konnte im Rahmen der Praxisphase der Weiterbildung zum Praxisanleiter vom 30.01.2019 bis 20.03.2019 nicht durchgeführt werden. Grund für die Nichtdurchführung wie ursprünglich geplant ist das Fehlen eines Auszubildenden während dieses Zeitraumes.

Da sich aktuell ein erfahrener Rettungsassistent für seine Weiterbildung zum Notfallsanitäter (EP1-Kurs) vorbereitet wurde die Praxisanleitung abgewandelt mit diesem Kollegen durchgeführt.

Im Vorgespräch zur Praxisanleitung berichtete der Kollege, dass er bereits im Rahmen der Vorbereitung sich mit dem Skript ‚Behandlungspfade und Standardarbeitsanweisungen im Rettungsdienst' sowie das Kapitel ‚Medikamentöse Therapie' aus dem Lehrbuch ‚Notfallsanitäter heute' vertraut gemacht hat. Praktische Übungen haben wurden bisher nicht durchgeführt.

Aufgrund dieser bereits erfolgten theoretischen Vorbereitung wurde auf den ersten Teil der Informations- und Erkundungsaufgabe teilweise verzichtet, lediglich die Vidacare Produktbroschüre ‚Innovationen für den Intraossärraum' und die Teleflex Kurzanleitung ‚Arrow EZ-IO - Der intraossäre Zugang' wurden dem Kollegen zum Lesen ausgehändigt.

Als Zeitrahmen für das Lesen der ausgegebenen Materialien wurden etwa 20 Minuten und als anschließender Treffpunkt der Schulungsraum vereinbart. Innerhalb dieser 20 Minuten wurde durch den Praxisanleiter der Schulungsraum inklusive aller erforderlichen Schulungsmaterialien vorbereitet.

Anschließend wurde der zweite Teil der Informations- und Erkundungsaufgabe durchgeführt. Hierbei kam es allerdings zu einer kurzen Unterbrechung, da sich zwei interessierte Kollegen (ein Feuerwehrbeamter und ein Angestellter im Rettungsdienst) zwecks Auffrischung des eigenen Wissens der Praxisanleitung spontan angeschlossen haben.

Das offene Lehrgespräch als zweiten Teil der Informations- und Erkundungsaufgabe wurde aufgrund der erweiterten Teilnehmerzahl im Plenum durchgeführt. Die zweite Phase ‚Vormachen und Erklären' und dritte Phase ‚Nachmachen' sind unabhängig von der Teilnehmerzahl wie vorab geplant durchgeführt worden. Jeder Teilnehmer hat die dritte Phase ‚Nachmachen' mindestens einmal unter Anleitung und einmal ohne Anleitung durchlaufen.

Im letzten Durchlauf der Phase ‚Nachmachen' entschieden sich die Teilnehmer als Team zu agieren und die Vorbereitung und Durchführung einem Einsatzgeschehen gleichzusetzen und somit die Tätigkeiten untereinander zu verteilen.

Abschließend wurde im Plenum eine Feedback-Runde gehalten.


Im Vergleich zwischen Planung und der tatsächlichen Durchführung ist die Praxisanleitung keineswegs planmäßig verlaufen. Jedoch stellte sich heraus, dass die geplante Praxisanleitung spontan wandelbar ist und auch für mehrere Teilnehmer geeignet ist.

Aufgrund der abgeänderten Praxisanleitung hat sich der zeitliche Aufwand in der Erkundungsphase zwar verkürzt, aufgrund der erhöhten Teilnehmerzahl sich der zeitliche Aufwand für die Phase ‚Nachmachen' wiederum verlängert.

Das definierte Ziel der sicheren Anlage eines intraossären Zugangs mittels der Teleflex®-Vidacare®-Arrow®-EZ-IO bei einem Patienten mit Kreislaufstillstand bzw. nicht ansprechbaren Patienten konnte durch alle Teilnehmer erreicht werden. Offene Fragen und Unklarheiten wurden ebenfalls geklärt.

Insofern die Praxisanleitung bei einem Auszubildenden durchgeführt wird, muss für die Zukunft unbedingt darauf geachtet werden, dass diese störungsfrei verlaufen kann. Gegebenenfalls könnte hierfür ein anderer Raum genutzt werden oder an der Tür des Schulungsraumes ein ‚Bitte nicht stören-Schild' angebracht werden.

Grundsätzlich ist der Erfolg der geplanten Praxisanleitung als positiv zu bewerten, da ich aufgrund der in der Weiterbildung zum Praxisanleiter erworbenen berufspädagogischen Kenntnisse flexibel auf die geänderte Situation reagieren konnte.

# 5 Literaturverzeichnis

## 5.1 Gesetze, Verordnungen und Erlasse

Anlage 2 – Katalog „Invasive Maßnahmen durch Notfallsanitäterinnen und -sanitäter" der Ausführungsbestimmungen zur Ausbildung zur Notfallsaniäterin / zum Notfallsanitäter Notfallsanitäter-Ausbildung in NRW - Teil I (neu), Ministerium für Gesundheit, Emanzipation, Pflege und Alter des Landes NRW (MGEPA NRW) – Referat Rettungswesen, 13.11.2015

Ausbildungs- und Prüfungsverordnung für Notfallsanitäterinnen und Notfallsanitäter (NotSan-APrV) idF vom 16.12.2013 (BGBl. I, S. 4280) zuletzt geändert durch Artikel 31 des Gesetzes vom 18. April 2016 (BGBl. I, S. 886)

Ausführungsbestimmungen zur Ausbildung zur Notfallsaniäterin / zum Notfallsanitäter Notfallsanitäter-Ausbildung in NRW - Teil I (neu), Ministerium für Gesundheit, Emanzipation, Pflege und Alter des Landes NRW (MGEPA NRW) – Referat Rettungswesen, 13.11.2015

Gesetz über den Beruf der Notfallsanitäterin und des Notfallsanitäters (Notfallsanitätergesetz – NotSanG) idF vom 22.05.2013 (BGBl. I, S. 1348) zuletzt geändert durch Artikel 1h des Gesetzes vom 04. April 2017 (BGBl. I, S. 778)

Rahmenlehrplan – Ausbildung zum Notfallsanitäter/ zur Notfallsanitäter in Nordrhein-Westfalen, Ministerium für Gesundheit, Emanzipation, Pflege und Alter des Landes NRW (MGEPA NRW), März 2016

## 5.2    Bücher und Broschüren

Luxem, J. & Runggaldier, K. & Karutz, H. & Flake, F. (2016): *Notfallsanitäter heute* (6. Auflage), Deutschland, Urban & Fischer Verlag/Elsevier GmbH

Vidacare Corporation (o. J), *Vidacare Produktbroschüre „Innovationen für den Intraossärraum", verfügbar über http://www.pfalzmed.de/images/Vidacare%20 Product%20Brochure%20EZ-IO.pdf, letzter Zugriff* 04.03.2019

## 5.3    Weitere Dokumente

Akademie Gesundheitswirtschaft und Senioren (AGewiS) (22.07.2016), Ausbildungsplanung – Notfallsanitäterausbildung nach dem Notfallsanitätergesetz (NotSanG)

Behandlungspfade und Standardarbeitsanweisungen im Rettungsdienst - Landesverbände der Ärztlichen Leitungen Rettungsdienst, Januar 2018

Wendt, Dipl.-Berufspäd. (FH) B. & Karutz, Dipl.-Päd. Prof. Dr. H. (2018): Praxisbegleitheft – Ausbildungsnachweise für die praktische Ausbildung von Notfallsanitäterinnen und Notfallsanitätern bei Feuerwehren in Nordrhein-Westfalen, Version 1.0 (StAN)

# 6 Abbildungsverzeichnis

Checkliste & Reflexionsbogen – 1. Übungseinheit (eigene Erstellung)

# Checkliste & Reflexionsbogen

Praxisanleitung zur Anlage eines intraossären Zugangs
mittels der Teleflex®-Vidacare®-Arrow®-EZ-IO®

## 1. Übungseinheit

### Patient mit Kreislaufstillstand / nicht ansprechbarer Patient

| Bezeichnung | Azubi | | | PAL | | |
|---|---|---|---|---|---|---|
| | gewusst / durchgeführt | mit Hilfe / Hinweis | nicht gewusst / durchgeführt | gewusst / durchgeführt | mit Hilfe / Hinweis | nicht gewusst / durchgeführt |
| **Indikation** | | | | | | |
| - nach 2 erfolglosen intravenösen Punktionen | | | | | | |
| - bei Patienten in lebensbedrohlichen Situationen | | | | | | |
| - bei Patienten mit Kreisaufstillstand | | | | | | |
| **Kontraindikation** | | | | | | |
| - Infektion an der Punktionsstelle | | | | | | |
| - massive Weichteilschäden an der Punktionsstelle | | | | | | |
| - Fraktur der betroffenen Tibia | | | | | | |
| - Endoprothese oder Implantat an der Punktionsstelle | | | | | | |
| - vorherige Punktionsversuch am selben Knochen | | | | | | |
| **Schwangere !!!** | | | | | | |
| - Unterpolsterung des rechten Gesäßes zur Vermeidung von: | | | | | | |
| - Vena-Cava-Kompression | | | | | | |
| - Rückstauung von verabreichten Medikamenten | | | | | | |
| **Sonstige Informationen** | | | | | | |
| - 5 l / Std. Durchflussrate | | | | | | |
| - Medikamente und Flüssigkeiten erreichen in 3 Sekunden das Herz | | | | | | |
| - Verweildauer von bis zu 72 Std. | | | | | | |
| **Alternativen** | | | | | | |
| - andere Applikationswege (z. B. intranasal, buccal,...) | | | | | | |
| - Verzicht auf die Maßnahme bis zum Eintreffen des Notarztes | | | | | | |

| Bezeichnung | Azubi | | | PAL | | |
|---|---|---|---|---|---|---|
| | gewusst / durchgeführt | mit Hilfe / Hinweis | nicht gewusst / durchgeführt | gewusst / durchgeführt | mit Hilfe / Hinweis | nicht gewusst / durchgeführt |
| **Risiken** | | | | | | |
| - Nichtgelingen | | | | | | |
| - Fehllage | | | | | | |
| - Entzündung | | | | | | |
| - Schmerzen | | | | | | |
| **Punktionsstellen** | | | | | | |
| - proximale Tibia | | | | | | |
| - distale Tibia (nicht freigegeben) | | | | | | |
| - proximaler Humerus (nicht freigeben) | | | | | | |
| **Material** | | | | | | |
| - Aufbewahrungstasche | | | | | | |
| - elektrischer EZ-IO-Bohrer | | | | | | |
| - rosa 15 mm-Nadel (3 - 39 kg) | | | | | | |
| - blaue 25 mm-Nadel (ab 40 kg) | | | | | | |
| - gelbe 45 mm-Nadel (ab 40 kg / übermäßig viel Weichteilgewebe) | | | | | | |
| - rote 15, 25, und 45 mm-Nadeln sind nur für Übungszwecke zu nutzen !!! | | | | | | |
| - Anschlussleitung mit Clipverschluss (im Nadel-Set enthalten) | | | | | | |
| - Trokarabwurf (im Nadel-Set enthalten) | | | | | | |
| - Armband (im Nadel-Set enthalten) | | | | | | |
| - EZ-Stabilizer-Pflaster | | | | | | |
| - Luer-Lock-Spritze | | | | | | |
| - Isotonische Kochsalzlösung (10ml Ampulle NaCl 0,9%) | | | | | | |
| - Medikamentenaufkleber | | | | | | |
| - Dreiwegehahn | | | | | | |
| - Kristalloide Infusionslösung (Jonosteril 1/1) | | | | | | |
| - Infusionsbesteck | | | | | | |
| - Druckmanschette | | | | | | |
| - Einmal-Handschuhe | | | | | | |
| - Hautdesinfektionsmittel | | | | | | |
| - Einmalrasierer | | | | | | |
| - steriles Pflaster | | | | | | |
| - Stift (Kugelschreiber, Edding, ...) | | | | | | |

| Bezeichnung | Azubi | | | | PAL | | | |
|---|---|---|---|---|---|---|---|---|
| | gewusst / durchgeführt | mit Hilfe / Hinweis | nicht gewusst / durchgeführt | | gewusst / durchgeführt | mit Hilfe / Hinweis | nicht gewusst / durchgeführt | |

| **Durchführung** | | | | | | | | |
|---|---|---|---|---|---|---|---|---|
| - Aufklärung des Patienten nicht möglich | | | | | | | | |
| - Einwilligung des Patienten nicht möglich | | | | | | | | |
| - Punktionsort aufsuchen und markieren | | | | | | | | |
| - ggf. Knie unterpolstern | | | | | | | | |
| - Punktionsort desinfizieren (ggf. rasieren) | | | | | | | | |
| - Vorbereitung der Materialien | | | | | | | | |
|    - Herauslegen aller Materialien | | | | | | | | |
|    - Geeignete Nadel wählen | | | | | | | | |
|    - Aufziehen der isotonischen Kochsalzlösung in Luer-Lock-Spritze | | | | | | | | |
|    - Luer-Lock-Spritze mit Medikamentenaufkleber kennzeichnen | | | | | | | | |
|    - Luer-Lock-Spritze an Anschlussleitung konnektieren | | | | | | | | |
|    - Spülen der Anschlussleitung | | | | | | | | |
|    - Luer-Lock-Spritze konnektiert lassen | | | | | | | | |
|    - Infusionslösung vorbereiten | | | | | | | | |
|    - Dreiwegehahn an Infusionsbesteck anschließen | | | | | | | | |
|    - Gesamte Leitung inkl. Dreiwegehahn spülen | | | | | | | | |
|    - Armband mit Datum und Uhrzeit beschriften | | | | | | | | |
| - Erneute Desinfektion der Punktionsstelle | | | | | | | | |
|    - 30 Sekunden Einwirkzeit beachten | | | | | | | | |
| - gewählte Nadel auf den Bohrer aufsetzen | | | | | | | | |
| - Kappe von Nadel entfernen | | | | | | | | |
| - Extremität stabilisieren | | | | | | | | |
| - Durchstechen der Haut im 90° Winkel zum Knochen bis Knochenkontakt | | | | | | | | |
| - Kontrolle, ob richtige Nadel gewählt wurde, ggf. Wechsel (5mm-Marke auf der Nadel sichtbar?) | | | | | | | | |
| - Einbohren der Nadel bis zum Widerstandsverlust (Zügiges Einbohren unter leichtem Druck und ohne Pausen) | | | | | | | | |
| - 1. Erfolgskontrolle: sicher plaziert, fest sitzende Nadel? | | | | | | | | |
| - Nadel sichern | | | | | | | | |
| - Bohrer senkrecht von Nadel abziehen | | | | | | | | |
| - Entfernen des Trokar (gegen den Uhrzeigersinn abschrauben) | | | | | | | | |
| - 2. Erfolgskontrolle: Blut am Trokar sichtbar? | | | | | | | | |
| - Entsorgung des Trokars im vorgesehenen Abwurf | | | | | | | | |
| | **Azubi** | | | | **PAL** | | | |

| Bezeichnung | gewusst / durchgeführt | mit Hilfe / Hinweis | nicht gewusst / durchgeführt | gewusst / durchgeführt | mit Hilfe / Hinweis | nicht gewusst / durchgeführt |
|---|---|---|---|---|---|---|
| - EZ-Stabilizer-Pflaster aufsetzen (noch nicht fixieren) | | | | | | |
| - 3. Erfolgskontrolle: Aufsteigendes Blut im Kanülenanschluss sichtbar? | | | | | | |
| - Konnektieren der Anschlussleitung inkl. vorkonnektierter Luer-Lock-Spritze | | | | | | |
| - 4. Erfolgskontrolle: Aspiration von Blut bzw. Knochenmark möglich? | | | | | | |
| - Bolusgabe der isotonischen Kochsalzlösung zum Freispülen | | | | | | |
| - 5. Erfolgskontrolle: leichtgängiges Injizieren möglich? | | | | | | |
| - EZ-Stabilizer-Pflaster fixieren | | | | | | |
| - Nadel sichern | | | | | | |
| - Schutzfolie vom EZ-Stabilizer-Pflaster entfernen | | | | | | |
| - EZ-Stabilizer-Pflaster andrücken | | | | | | |
| - Luer-Lock-Spritze diskonnektieren | | | | | | |
| - vorbereitete Infusion konnektieren | | | | | | |
| - ggf. Druckmanschette nutzen | | | | | | |
| - Infusion in Druckmanschette einbringen | | | | | | |
| - Druckmanschette auf 300 mmHg aufpumpen | | | | | | |
| - Infusion laufen lassen | | | | | | |
| - 6. Erfolgskontrolle: keine Schwellung an der Punktionsstelle erkennbar? | | | | | | |
| - ggf. Injizieren von Medikamenten über Dreiwegehahn | | | | | | |
| - 7. Erfolgskontrolle: gewünschte Wirkung verabreichter Medikamente? | | | | | | |
| - Armband dem Patienten anlegen | | | | | | |
| **Gegenmaßnahmen** | | | | | | |
| - Nadel entfernen | | | | | | |
| - diskonnektieren der Anschlussleitung | | | | | | |
| - EZ-Stabilizer-Pflaster entfernen | | | | | | |
| - konnektieren einer Luer-Lock-Spritze | | | | | | |
| - Nadel gegen den Uhrzeigersinn herausdrehen | | | | | | |
| - Nadel mit Luer-Lock-Spritze in Abwurf entsorgen | | | | | | |
| - steriles Pflaster auf Punktionsstelle | | | | | | |
| - Armband entfernen | | | | | | |

**Feedback / Reflexion**

| |
|---|
| |
| |
| |
| |
| |
| |
| |
| |
| |
| |
| |
| |
| |
| |
| |
| |
| |
| |
| |
| |
| |
| |
| |
| |
| |
| |
| |
| |

**Eintrag ins Praxisbegleitheft**

Datum:

Unterschrift Auszubildener:

Unterschrift Praxisanleiter:

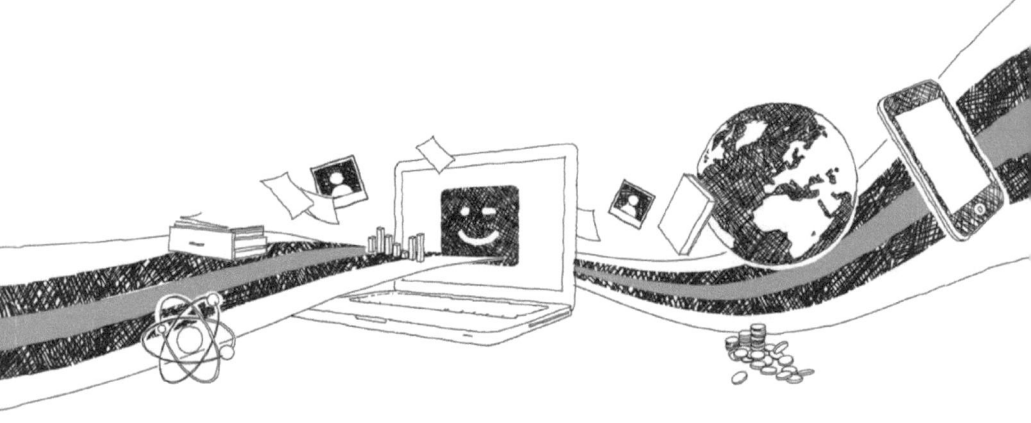
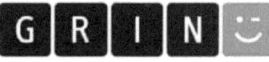